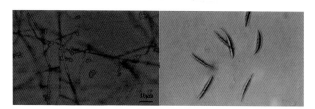

图 2-1　镰刀菌菌丝及孢子形态

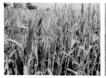

图 2-2　小麦赤霉病田间发病症状(左)、小麦赤霉病秆部
症状(中)和小麦赤霉病病粒症状(右)(李海军等,2008)

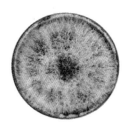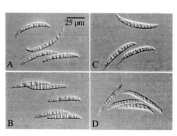

图 2-3　禾谷镰刀菌在 PDA 培养基上的形态(左)
及大分生孢子图片(右)(Leslie J F,et al.)

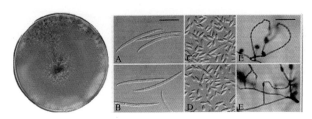

图 2-4　串珠镰刀菌在 PDA 培养基上的形态(左)和
CLA 培养基孢子图片(右)(Leslie J F,et al.)

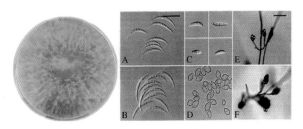

图 2-5　三线镰刀菌在 PDA 培养基上的形态(左)
及 CLA 培养基孢子形态(右)(Leslie J F,et al.)

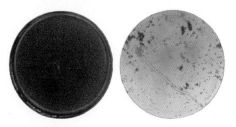

图 2-6　黄曲霉在 PDA 培养基上的形态及显微图片

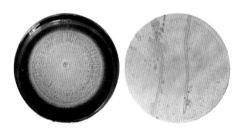

图 2-7　赭曲霉在培养基上的形态及显微图片

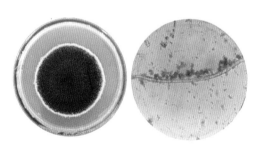

图 2-8　黑曲霉在培养基上的形态及显微图片

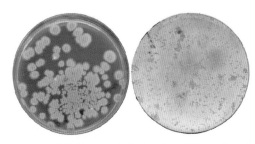

图 2-9　青霉在 PDA 培养基上的形态及显微照片

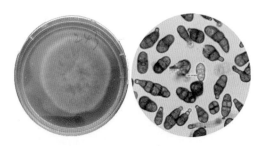

图 2-10　链格孢霉在 PDA 培养基上的形态及显微照片

# 真菌毒素有问必答

ZHENJUN DUSU YOUWEN BIDA

刘　阳　　王凤忠　主编

中国农业大学出版社

·北京·

**图书在版编目(CIP)数据**

真菌毒素有问必答 / 刘阳,王凤忠主编. —北京:中国农业大学出版社,2019.11(2021.6重印)

ISBN 978-7-5655-2309-0

Ⅰ.①真⋯ Ⅱ.①刘⋯②王⋯ Ⅲ.①真菌毒素-问题解答 Ⅳ.①R996.2-44

中国版本图书馆 CIP 数据核字(2019)第 239865 号

| 书　　名 | 真菌毒素有问必答 | | |
|---|---|---|---|
| 作　　者 | 刘　阳　王凤忠　主编 | | |

| 策划编辑 | 康昊婷 | 责任编辑 | 刘耀华　康昊婷 |
|---|---|---|---|
| 封面设计 | 郑　川 | | |
| 出版发行 | 中国农业大学出版社 | | |
| 社　　址 | 北京市海淀区圆明园西路2号 | 邮政编码 | 100193 |
| 电　　话 | 发行部 010-62733489,1190 | 读者服务部 | 010-62732336 |
| | 编辑部 010-62732617,2618 | 出 版 部 | 010-62733440 |
| 网　　址 | http://www.caupress.cn | E-mail | cbsszs@cau.edu.cn |
| 经　　销 | 新华书店 | | |
| 印　　刷 | 北京鑫丰华彩印有限公司 | | |
| 版　　次 | 2019年12月第1版　2021年6月第2次印刷 | | |
| 规　　格 | 787×1 092　32开本　2.75印张　35千字　彩插2 | | |
| 定　　价 | 26.00元 | | |

**图书如有质量问题本社发行部负责调换**

# 内容简介

真菌毒素是由真菌产生的有毒物质,具有强毒性,严重危害人畜健康,并造成巨大的经济损失。本书采用问答的方式介绍真菌毒素及真菌毒素产生菌两部分内容,包括真菌毒素的种类、来源、性质、污染对象、毒性、国内外限量标准及国家标准检测方法;真菌毒素产生菌(镰刀菌属、曲霉属、青霉属、链格孢霉属真菌)的种类、产生的主要真菌毒素、污染的主要农作物及农产品、形态特征、生长及产毒条件等内容。

本书在人们关注食品安全,迫切希望了解食品安全相关知识的背景下整理出版,有利于人们了解真菌毒素的产生和危害,提高对真菌毒素的防控意识。全书内容叙述简明,图文并茂,实用性强,可作为人们提升食品安全素养的参考书,也可作为相关部门开展食品安全科学普及、食品安全培训及指导生产的用书。

# 前　言

食品安全与我国 14 亿人民的生命、财产安全息息相关,也是影响我国经济发展和社会稳定的重要因素。真菌毒素是真菌产生的有毒次生代谢产物,能污染包括谷物、油料作物、水果、蔬菜、饲料、发酵产品等在内的几乎所有农产品及其制品。据联合国粮食及农业组织(FAO)统计,世界上 25% 的粮食作物受到真菌毒素的污染。我国受气候、种植方式、贮藏条件等影响,农产品受真菌毒素的污染更为严重,造成巨大的经济损失。除此之外,真菌毒素通过污染的农产品或食物链进入人体,严重危害人体健康,如黄曲霉毒素具有强致癌性,是引发肝癌的主要诱因之一。

　　本书分别对常见真菌毒素的种类、来源、性质、污染对象、毒性、国内外限量标准及国家标准检测方法、真菌毒素的主要产生菌（镰刀菌属、曲霉属、青霉属、链格孢霉属真菌）的种类、产生的主要毒素、主要污染的农作物及农产品、形态特征、生长及产毒条件等进行简要介绍。本书在加强人们对真菌及真菌毒素的认知和提高对真菌及真菌毒素的防控意识等方面具有指导意义。

　　本书的出版得到了以下项目资助：科技基础性工作专项重点项目"全国农产品加工原料真菌毒素及其产毒菌污染调查（2013FY113400）""食品安全关键技术研发"重点专项、"食品中生物源危害物阻控技术及其安全性评价（2017YFC1600900）"、国家农业科技创新工程"农产品真菌毒素防控创新团队"、北京市自然科学基金重点项目"食品中赭曲霉毒素 A 产生机制研究（6191001）"、973 计划项目"主要粮油产品储藏过程中真菌毒素形成机理及防控基础（2013CB127800）"及公益性行业

（农业）科研专项"粮油真菌毒素控制技术研究（201203037）"。

由于作者水平有限，书中难免存在一些疏漏或不足，希望各位专家、读者批评指正，以便进一步完善，从而使其更加实用。

参与本书编写的人员还有常敬华、杨博磊、张晨曦、赵月菊、王刚、耿海荣等，在此一并表示感谢。

# 目　录

# 第一章　真菌毒素

**什么是真菌毒素？真菌毒素的危害有哪些？**

真菌毒素是由真菌在一定的环境条件下产生的有毒次级代谢产物。1960 年,英国 10 万多只火鸡因食用了黄曲霉毒素污染的饲料相继死亡,从而引起世界范围内对真菌毒素的重视。

真菌毒素污染几乎所有种类的农产品,包括玉米、小麦、大麦、花生、干果、水果、中药材、牛奶、调味品等。据联合国粮食及农业组织(FAO)统计,世界上约有 25% 的农产品不同程度地受到真菌毒素的污染。真菌毒素污染不仅造成巨大的经济损失,而且真菌毒素的污染通过食品和饲料等对人畜造成持续伤害,严重时可致癌甚至造成死亡。

**主要的真菌毒素有哪些?**

迄今为止,已知能产生毒素的真菌有 150 余种,可以产生 300 多种不同的真菌毒素,同一种真菌可能产生多种真菌毒素,一种真菌毒素也可能由多种真菌产生。比较常见的真菌毒素主要有 7 种,分别是黄曲霉毒素、玉米赤霉烯酮、脱氧雪腐镰刀菌烯醇、伏马菌素、赭曲霉毒素、T-2 毒素和展青霉素。

**真菌毒素在什么情况下产生?**

真菌的生长、繁殖和产毒都需要一定的环境条件,真菌最适生长温度一般为 20～30℃,繁殖产毒的最适温度为 25～30℃。其中,曲霉属真菌适宜生长温度为 30℃左右,青霉属真菌为 28℃左右,镰刀菌属真菌为 20℃左右。当真菌处于干燥、低温或处于与其他真菌竞争的应激状况时,就会产生真菌毒素。

**真菌毒素的地域分布特点有哪些?**

　　真菌毒素的生长有一定的地域性,不同区域占优势的真菌毒素种类不同,如在亚热带和热带地区,农产品和饲料主要被黄曲霉毒素和某些赭曲霉毒素污染;而玉米赤霉烯酮、脱氧雪腐镰刀菌烯醇、赭曲霉毒素 A、T-2 毒素等则在温带地区占有显著优势。我国南方地区真菌毒素污染情况比北方地区严重,特别是 5~9 月份,南方地区的平均气温都处于 20℃以上,平均相对湿度在 80％以上,在这种高温高湿的环境条件下,真菌毒素生长繁殖最为旺盛,粮食及饲料霉变大多发生在这个季节;北方地区的夏季虽然温度较高,但相对湿度较低,不易霉变,但常因加工、运输或贮存不当而产生真菌毒素(赵志辉,2012)。

# 一、黄曲霉毒素

## 黄曲霉毒素的来源是什么？

黄曲霉毒素（aflatoxins，AFT）最早发现于 20 世纪 60 年代，是由黄曲霉（*Aspergillus flavus*）和寄生曲霉（*Aspergillus parasiticus*）等产生的一类真菌毒素。

## 黄曲霉毒素的结构及理化性质有哪些？

黄曲霉毒素基本结构是双呋喃环和香豆素，相对分子质量为 312～346（Ellis et al.，1991；Bhatnagar et al.，1992）。目前已发现并清楚化学结构的黄曲霉毒素及其衍生物、异构物多达 27 种，包括 $AFB_1$、$AFB_2$、$AFG_1$、$AFG_2$、$AFB_{2a}$、$AFG_{2a}$、$AFM_1$、$AFM_2$、$AFP_1$ 等（Abdel-Haq et al.，2000）。其中以 $AFB_1$ 结构最稳定（图 1-1），毒性最强，其毒性是氰化钾的 10 倍、砒霜的 68 倍、敌敌畏的 100 倍。

黄曲霉毒素易溶于甲醇、氯仿和丙酮等有机溶剂,不溶于水、乙醚、己烷和石油醚。黄曲霉毒素具有很强的热稳定性,一般加工并不能将其破坏,高达268℃才能将其分解,在强碱性条件下(pH 9.0～10.0)易于分解,但这是一个可逆反应,当pH恢复中性至酸性时,黄曲霉毒素又会出现。

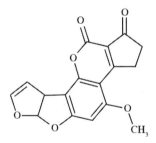

**图 1-1　AFB₁ 的化学结构式**

**黄曲霉毒素主要污染哪些产品?**

黄曲霉毒素可污染多种农产品,包括谷物(玉米、稻米、小麦)、油料(花生、向日葵)、香料(辣椒、黑胡椒)和坚果(杏仁、核桃)等。同时动物在食用

被黄曲霉毒素污染的饲料后,黄曲霉毒素也会进一
步污染肉、蛋和奶制品。

**黄曲霉毒素毒性有多大?**

黄曲霉毒素有诱发突变、抑制免疫和致癌的
作用,其作用的靶器官为肝脏。人和动物长期食
用含有黄曲霉毒素的食物和饲料,可诱发肝癌。
黄曲霉毒素已被国际癌症研究机构(International
Agency for Research on Cancer,IARC)列为1类致
癌物,在非洲、中国和东南亚的部分地区,肝癌的
发病率与黄曲霉毒素的污染情况有着密切的联系
(Wogan,2000)。

**黄曲霉毒素限量标准是多少? 如何检测黄曲霉毒素?**

2010年欧盟委员会(EU)发布No.165/2010
条例,对花生、开心果等食品中的黄曲霉毒素残留
进行了修订。按照该条例的限量规定,供人直接
食用或者用作食品配料的花生及其他油籽、坚果
及其制品(不包括巴旦木、开心果、杏仁、榛子和巴

西坚果）黄曲霉毒素 $B_1$ 限量为 $2.0\ \mu g/kg$，总黄曲霉毒素（$AFB_1 + AFB_2 + AFG_1 + AFG_2$）限量为 $4.0\ \mu g/kg$；而日本对黄曲霉毒素 $B_1$ 在进口食品中的残留限量为"不得检出"；美国 FDA 则规定食品中总黄曲霉毒素（$AFB_1 + AFB_2 + AFG_1 + AFG_2$）的最大残留限量为 $20\ \mu g/kg$，牛奶中黄曲霉毒素 $M_1$ 的最大残留量为 $0.5\ \mu g/kg$；国际食品法典委员会（Codex Alimentarius Commission,CAC）规定直接食用的杏仁、巴西坚果、榛子、开心果、干无花果的总黄曲霉毒素（$AFB_1 + AFB_2 + AFG_1 + AFG_2$）限量为 $10\ \mu g/kg$，用于进一步加工的杏仁、巴西坚果、榛子、花生、开心果的黄曲霉毒素限量为 $15\ \mu g/kg$。

我国国家标准 GB 2761—2017《食品安全国家标准食品中真菌毒素限量》中规定食品中黄曲霉毒素 $B_1$ 的限量指标见表 1-1,乳及乳制品中黄曲霉毒素 $M_1$ 的限量指标≤$0.5\ \mu g/kg$,检验方法按 GB 5009.22—2016《食品安全国家标准 食品中黄曲霉毒素 B 族和 G 族的测定》规定的方法测定。我国国家标准 GB 13078—2017《饲料卫生标准》中规定饲料中黄曲霉毒素 $B_1$ 的限量及试验方法见表1-2。

表1-1 食品中黄曲霉毒素 $B_1$ 的限量指标

$\mu g/kg$

| 食品类别(名称) | 限量 |
| --- | --- |
| 谷物及其制品 | |
| 　玉米、玉米面(渣、片)及玉米制品 | 20 |
| 　稻谷[a]、糙米、大米 | 10 |
| 　小麦、大麦、其他谷物 | 5.0 |
| 　小麦粉、麦片、其他去壳谷物 | 5.0 |
| 豆类及其制品 | |
| 　发酵豆制品 | 5.0 |
| 坚果及籽类 | |
| 　花生及其制品 | 20 |
| 　其他熟制坚果及籽类 | 5.0 |
| 油脂及其制品 | |
| 　植物油脂(花生油、玉米油除外) | 10 |
| 　花生油、玉米油 | 20 |
| 调味品 | |
| 　酱油、醋、酿造酱 | 5.0 |

续表 1-1 μg/kg

| 食品类别(名称) | 限量 |
| --- | --- |
| 特殊膳食用食品 | |
| 婴幼儿配方食品 | |
| 婴儿配方食品[b] | 0.5(以粉状产品计) |
| 较大婴儿和幼儿配方食品[b] | 0.5(以粉状产品计) |
| 特殊医学用途婴儿配方食品 | 0.5(以粉状产品计) |
| 婴幼儿辅助食品 | |
| 婴幼儿谷类辅助食品 | 0.5 |
| 特殊医学用途配方食品[b](特殊医学用途婴儿配方食品涉及的品种除外) | 0.5(以固态产品计) |
| 辅食营养补充品[c] | 0.5 |
| 运动营养食品[b] | 0.5 |
| 孕妇及乳母营养补充食品[c] | 0.5 |

[a]稻谷以糙米计,[b]以大豆及大豆蛋白制品为主要原料的产品,[c]只限于含谷类、坚果和豆类的产品。

表 1-2 饲料中黄曲霉毒素 $B_1$ 的
限量及试验方法 $\mu g/kg$

| 项目 | 产品名称 | 限量 | 试验方法 |
|---|---|---|---|
| 饲料原料 | 玉米加工产品、花生饼(粕) | ≤50 | NY/T 2071 |
| | 植物油脂(玉米油、花生油除外) | ≤10 | |
| | 玉米油、花生油 | ≤20 | |
| | 其他植物性饲料原料 | ≤30 | |
| 饲料产品 | 仔猪、雏禽浓缩饲料 | ≤10 | NY/T 2071 |
| | 肉用仔鸭后期、生长鸭、产蛋鸭浓缩饲料 | ≤15 | |
| | 其他浓缩饲料 | ≤20 | |
| | 犊牛、羔羊精料补充料 | ≤20 | |
| | 泌乳期精料补充料 | ≤10 | |
| | 其他精料补充料 | ≤30 | |
| | 仔猪、雏禽配合饲料 | ≤10 | |
| | 肉用仔鸭后期、生长鸭、产蛋鸭配合饲料 | ≤15 | |
| | 其他配合饲料 | ≤20 | |

## 二、玉米赤霉烯酮

### 玉米赤霉烯酮的来源是什么？

玉米赤霉烯酮（zearalenone，ZEN，ZEA，ZON），又称作 F-2 毒素，是 1962 年由 Stob 等从污染了禾谷镰刀菌的霉变玉米中分离得到的一种霉菌毒素。ZEN 主要由多种镰刀菌属（*Fusarium*）真菌通过聚酮类代谢合成的非类固醇真菌毒素，如禾谷镰刀菌（*F. graminearum*）、三线镰刀菌（*F. tricinctum*）、克地镰刀菌（*F. crookwellense*）、木贼镰刀菌（*F. equiseti*）等，它是全世界污染最为广泛的一种生物毒素。

### 玉米赤霉烯酮的结构及理化性质有哪些？

ZEN 为 2,4-二羟基苯甲酸内酯类的化合物（图 1-2），分子式 $C_{18}H_{22}O_5$，白色晶体，熔点 $161 \sim 163℃$，在 236 nm 下有最大的紫外光谱吸收，最大红外吸收波长为 970 nm。ZEN 在乙醚、苯及甲醇、乙醇等极性溶剂中有较好的溶解性。

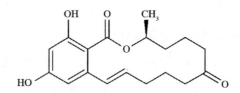

**图 1-2　ZEN 的化学结构式**

### 玉米赤霉烯酮主要污染哪些农产品?

ZEN 可污染谷类作物如玉米、黑麦、燕麦、小麦等以及谷类深加工产品如面粉、酱油、啤酒等。

### 玉米赤霉烯酮毒性有多大?

ZEN 具有雌激素活性,对生殖发育系统有毒害作用,对肿瘤的发生也有一定影响,因此对人和动物的健康都存在巨大的潜在危害,国际癌症研究机构将 ZEN 列入 3 类致癌物名单。

## 玉米赤霉烯酮限量标准是多少? 如何检测玉米赤霉烯酮?

欧盟委员会规定面包和糕点玉米赤霉烯酮的限量为 50 $\mu$g/kg,谷类/玉米以外的面粉限量为 75 $\mu$g/kg,其他未加工的谷物限量为 100 $\mu$g/kg。

我国国家标准 GB 2761—2017《食品安全国家标准 食品中真菌毒素限量》规定食品中玉米赤霉烯酮的限量指标见表 1-3,检验方法按照 GB 5009.209—2016《食品安全国家标准 食品中玉米赤霉烯酮的测定》规定的方法测定;我国国家标准 GB 13078—2017《饲料卫生标准》规定饲料原料及饲料产品玉米赤霉烯酮的限量及试验方法见表 1-4。

**表 1-3  食品中玉米赤霉烯酮的限量指标**

$\mu$g/kg

| 食品类别(名称) | 限量 |
| --- | --- |
| 谷物及其制品 | |
| 小麦、小麦粉 | 60 |
| 玉米、玉米面(渣、片) | 60 |

表 1-4　饲料中玉米赤霉烯酮的
限量及试验方法　　　mg/kg

| 项目 | 产品名称 | 限量 | 试验方法 |
|---|---|---|---|
| 饲料原料 | 玉米及其加工产品（玉米皮、喷浆玉米皮、玉米浆干粉除外） | ≤0.5 | NY/T 2071 |
|  | 玉米皮、喷浆玉米皮、玉米浆干粉、玉米酒糟类产品 | ≤1.5 |  |
|  | 其他植物性饲料原料 | ≤1 |  |
| 饲料产品 | 犊牛、羔羊、泌乳期精料补充料 | ≤0.5 | NY/T 2071 |
|  | 仔猪配合饲料 | ≤0.15 |  |
|  | 青年母猪配合饲料 | ≤0.1 |  |
|  | 其他猪配合饲料 | ≤0.25 |  |
|  | 其他配合饲料 | ≤0.5 |  |

## 三、脱氧雪腐镰刀菌烯醇

### 脱氧雪腐镰刀菌烯醇的来源是什么？

　　脱氧雪腐镰刀菌烯醇（deoxynivalenol，DON）最早于 1970 年在日本香川县从感染赤霉病的大麦中分离、纯化得到，主要由禾谷镰刀菌（*F. gra-minearum*）和黄色镰刀菌（*F. culmorum*）等产生，在小麦、大麦、燕麦、玉米等谷物中含量较高。DON污染在全球范围内易多发，主要原因是谷物在田间受到镰刀菌侵染，导致小麦发生赤霉病和玉米穗腐病，镰刀菌在适宜的气温和湿度等条件下繁殖并产生 DON。

**脱氧雪腐镰刀菌烯醇的结构及理化性质有哪些？**

DON 化学名为 12,13-环氧-3$\alpha$,7$\alpha$,15-三羟基单端孢霉-9-烯-8-酮（图 1-3），为无色针状结晶，极性化合物，分子式 $C_{15}H_{20}O_6$，相对分子质量为 296.32，沸点为（543.9±50.0）℃，熔点为 151～153℃，闪点为（206.9±2.5）℃，25℃蒸汽压 $4.26×10^{-14}$ mmHg，溶于极性有机溶剂（如甲醇、乙醇、氯仿、乙腈及乙酸乙酯）和水（Sobrova, et al., 2010）。动物和人类食用污染 DON 毒素的食物和饲料后，DON 毒素与脑干后区呕吐中枢的 5-羟色胺受体及多巴胺受

体相互作用产生催吐作用,因此又被称为呕吐毒
素。DON 最重要的物理特征是它具有抗高温能
力,因此,DON 在加工后的食品如面包、糕点、意大
利面、啤酒、早餐食品中仍会残留,对食品安全造成
威胁。

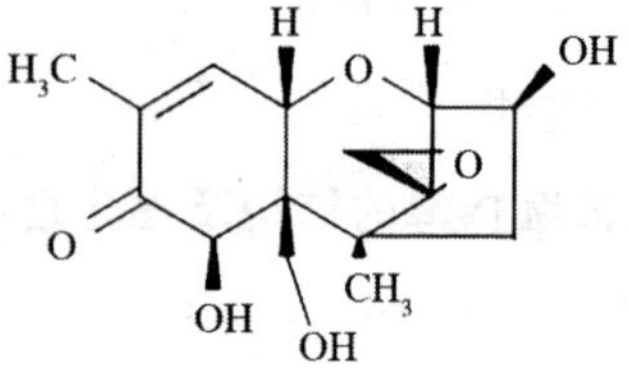

图 1-3　DON 的化学结构式

### 脱氧雪腐镰刀菌烯醇主要污染哪些农产品?

DON 主要污染小麦、大麦、燕麦、玉米等谷物
及加工后的食品和饲料。

### 脱氧雪腐镰刀菌烯醇毒性有多大?

DON 具有很强的细胞毒性,人畜摄入了被
DON 污染的食物后,会产生厌食、呕吐、腹泻、发

烧、站立不稳和反应迟钝等急性中毒症状,严重时损害造血系统造成死亡,慢性中毒主要造成人畜食欲降低、体重减轻、代谢紊乱等现象,国际癌症研究机构公布的致癌物清单中,DON 属于 3 类致癌物。

**脱氧雪腐镰刀菌烯醇限量标准是多少? 如何检测脱氧雪腐镰刀菌烯醇?**

欧盟委员会规定:除硬粒小麦、燕麦和玉米以外未加工的谷物 DON 的限量为 1 250 μg/kg;未加工的硬粒小麦和燕麦、预计通过湿磨加工的未加工玉米 DON 的限量为 1 750 μg/kg;直接供人食用的谷物、作为最终产品供人直接食用的谷类面粉、麸皮和胚芽以及意大利面 DON 的限量为 750 μg/kg;面包(包括制品)、糕点、饼干、谷类零食和谷类早餐 DON 的限量为 500 μg/kg;婴幼儿谷类加工食品和婴儿食品 DON 的限量为 500 μg/kg。

国际食品法典委员会规定:小麦、玉米或大麦的薄片及面粉、谷物粗粉、粗麦粉 DON 的限量为

1 000 μg/kg；预计进一步加工的籽粒（小麦、玉米和大麦）DON 的限量为 2 000 μg/kg；婴幼儿谷物制品 DON 的限量为 200 μg/kg；美国 FDA 建议人类食用的小麦制品，如面粉、麸皮和胚芽 DON 的限量为 1 000 μg/kg。

我国国家标准 GB 2761—2017《食品安全国家标准 食品中黄曲霉毒素限量》规定食品中 DON 的限量指标见表 1-5，检验方法按 GB 5009.111《食品安全国家标准 食品中脱氧雪腐镰刀菌烯醇及其乙酰化衍生物的测定》规定的方法测定，我国国家标准 GB 13078—2017《饲料卫生标准》对饲料原料及饲料产品中脱氧雪腐镰刀菌烯醇（呕吐毒素）的限量及试验方法见表 1-6。

表 1-5 食品中脱氧雪腐镰刀菌烯醇的限量指标

μg/kg

| 食品类别（名称） | 限量 |
| --- | --- |
| 谷物及其制品 | |
| 玉米、玉米面（渣、片） | 1 000 |
| 大麦、小麦、麦片、小麦粉 | 1 000 |

表1-6　饲料原料及饲料产品中脱氧雪腐镰刀菌烯醇
　　　（呕吐毒素）的限量及试验方法　　mg/kg

| 项目 | 产品名称 | 限量 | 试验方法 |
|------|----------|------|----------|
| 饲料原料 | 植物性饲料原料 | ≤5 | GB/T 30956 |
| 饲料产品 | 犊牛、羔羊、泌乳期精料补充料 | ≤1 | GB/T 30956 |
| | 其他精料补充料 | ≤3 | |
| | 猪配合饲料 | ≤1 | |
| | 其他配合饲料 | ≤3 | |

## 四、伏马菌素

### 伏马菌素的来源是什么？

1988 年，Gelderblom 等首次从串珠镰刀菌
[*Fusarium vertieilliodes*（曾用名 *Fusarium mo-niliforme*）]培养液中分离出伏马菌素（fumonisin，FB）。随后，从伏马菌素中分离出伏马菌素 $B_1$（$FB_1$）和伏马菌素 $B_2$（$FB_2$）（Cawood et al.，1991）。在自然界中产生伏马菌素的真菌主要是串

珠镰刀菌(*F. vertieilliodes*)，其次是多育镰刀菌
(*F. proliferatum*)。

**伏马菌素的结构及理化性质有哪些?**

　　伏马菌素是一类由不同的多氢醇和丙三羧酸
组成的结构类似的双酯化合物,在自然界中,污染
玉米及玉米制品的伏马菌素主要是 $FB_1$、$FB_2$ 和
$FB_3$,$FB_1$的化学结构式见图 1-4。伏马菌素纯品为
白色针状结晶,易溶于水,对热稳定,100℃蒸煮
30 min 也不能破坏其结构。伏马菌素酸解后会失
去丙三羧酸酯基,但其水解产物仍然有毒。

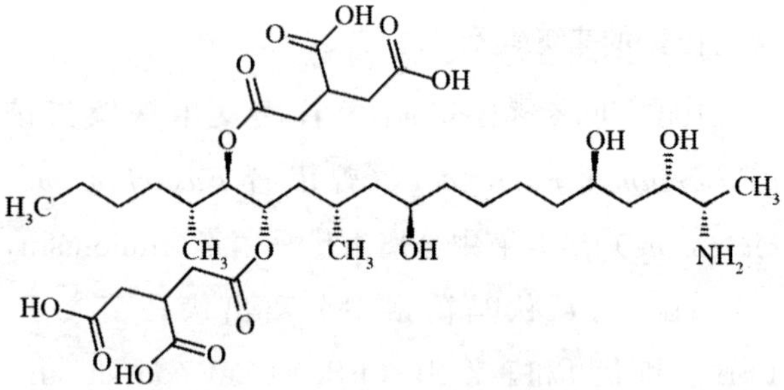

**图 1-4　$FB_1$ 的化学结构式**

## 伏马菌素主要污染哪些农产品？

伏马菌素对农产品的污染广泛存在，主要包括玉米、小麦、大麦、水稻等谷类以及制品，尤其对玉米及其制品的污染尤为严重。

## 伏马菌素毒性有多大？

动物试验和流行病学资料已表明，伏马菌素主要损害肝肾功能，能引起马脑白质软化症和猪肺水肿等，并与我国和南非部分地区高发的食道癌有关，现已引起世界范围的广泛关注，国际癌症研究机构将 $FB_1$ 列为 2B 类致癌物。

## 伏马菌素限量标准是多少？如何检测伏马菌素？

欧盟委员会规定：除了预计湿磨加工的未加工玉米之外 $FB_1 + FB_2$ 的限量为 4 000 $\mu g/kg$；直接用于人类食用的玉米和以玉米为原料直接供人食用的食品 $FB_1 + FB_2$ 的限量为 1 000 $\mu g/kg$；以玉米为主的早餐谷物和玉米小吃 $FB_1 + FB_2$ 的限量为 800 $\mu g/kg$。

国际食品法典委员会规定：未加工的玉米 $FB_1 + FB_2$ 的限量为 4 000 μg/kg；玉米粉以及玉米粗粉 $FB_1 + FB_2$ 的限量为 2000 μg/kg。

美国 FDA 规定：食品中去胚芽的干磨玉米制品（脂肪含量小于 2.25%）总的伏马菌素（$FB_1 + FB_2 + FB_3$）的限量为 2 mg/kg；整粒或者部分去胚芽的玉米制品（脂肪含量大于 2.25%）、干碾磨的玉米麸皮和用于制作湿润粉糊的清理后的玉米总的伏马菌素（$FB_1 + FB_2 + FB_3$）的限量为 4 mg/kg；用于爆米花的清理后的玉米总的伏马菌素（$FB_1 + FB_2 + FB_3$）的限量为 3 mg/kg；用于饲料的玉米及玉米副产品总的伏马菌素（$FB_1 + FB_2 + FB_3$）的限量根据饲养动物的不同从 5～100 mg/kg 不等。

我国没有规定食品中伏马菌素的限量标准，检验方法按 GB 5009.240—2016《食品安全国家标准 食品中伏马毒素的测定》规定的方法进行。我国国家标准 GB 13078—2017《饲料卫生标准》中对饲料原料及饲料产品中伏马菌素（$FB_1 + FB_2$）限量及试验方法见表 1-7。

表 1-7　饲料原料及饲料产品中伏马菌素（$FB_1$＋$FB_2$）限量及试验方法　　mg/kg

| 项目 | 产品名称 | 限量 | 试验方法 |
|---|---|---|---|
| 饲料原料 | 玉米及其加工产品、玉米酒糟类产品、玉米青贮饲料和玉米秸秆 | ≤60 | NY/T 1970 |
| 饲料产品 | 犊牛、羔羊精料补充料 | ≤20 | NY/T 1970 |
| | 马、兔精料补充料 | ≤5 | |
| | 其他反刍动物精料补充料 | ≤50 | |
| | 猪浓缩饲料 | ≤5 | |
| | 家禽浓缩饲料 | ≤20 | |
| | 猪、兔、马配合饲料 | ≤5 | |
| | 家禽配合饲料 | ≤20 | |
| | 鱼配合饲料 | ≤10 | |

# 五、赭曲霉毒素

## 赭曲霉毒素的来源是什么？

赭曲霉毒素包括 7 种结构类似的化合物，其中赭曲霉毒素 A（ochratoxin A，OTA）毒性最大，主要由部分曲霉属(*Aspergillus*)和青霉属(*Penicil-lium*)真菌产生,OTA 最早是由 *Van der Merwe* 等(1965)从赭曲霉(*A. ochraceus*)[Marquardt 和 Frohlich(1992)报道该菌为 *A. alutaceus*]培养物中提纯得到的,随后陆续发现多种曲霉属和青霉属真菌也能够产生该毒素。不同的地理和生态环境(温湿度、水活度等)中,污染不同作物的 OTA 的产生菌不尽相同。Northolt 等(1979)的研究表明,赭曲霉、圆弧青霉(*P. cyclopium*)和鲜绿青霉(*P. viridicatum*)产生 OTA 的最低水分活度分别为 0.83~0.87、0.87~0.9 和 0.83~0.86;最适产毒温度分别为 12~37℃、4~31℃ 和 4~31℃。因此,OTA 的产生菌在湿热的地区以赭曲霉为主;而寒冷干燥的地区以青霉属真菌为主,有些青霉属真菌在 0℃左右仍能生长,给饲料贮藏带来极大困难。此外,不同菌株的适宜产毒底物也有差别,Madhyastha 等(1990)报道,赭曲霉在花生饼和大豆饼中的产毒量显著高于在小麦和玉米中的产毒量,而疣孢青霉(*P. verruculosum*)则相反。

**赭曲霉毒素 A 的结构及理化性质有哪些?**

赭曲霉毒素 A(OTA)的化学结构式见图 1-5。OTA 是一种无色结晶化合物,可溶于极性有机溶剂和稀碳酸氢钠溶液,微溶于水,其苯溶剂化物熔点 94~96℃,二甲苯中结晶熔点 169℃。有光学活性[a]D-118°。其紫外吸收光谱随 pH 和溶剂极性不同而不同,在乙醇溶液中最大吸收波长为 213 nm。OTA 有很高的化学稳定性和热稳定性。

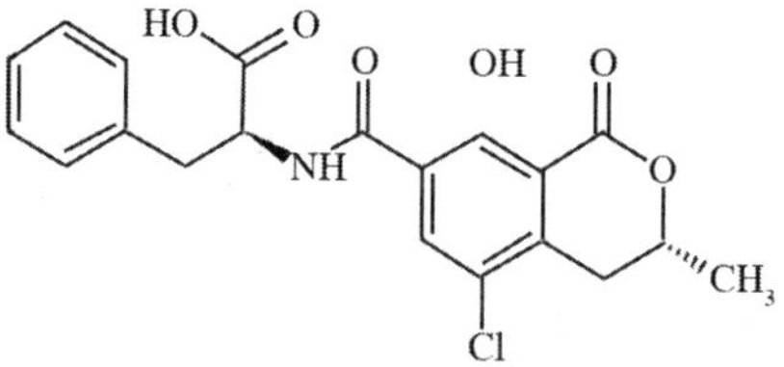

图 1-5 OTA 的化学结构式

**赭曲霉毒素 A 主要污染哪些农产品?**

OTA 主要污染小麦、玉米、稻谷、大豆、香料、干果、咖啡、可可、茶叶、葡萄等各种食用农产品及其加工制品，如面粉、饲料、啤酒、葡萄酒等。

**赭曲霉毒素 A 毒性有多大？**

OTA 具有基因毒性、神经毒性、生殖毒性和免疫毒性，国际癌症研究机构将 OTA 归为 2B 类致癌物。肾脏为 OTA 的第一靶器官，其可造成肾小管细胞坏死，肾功能受损，引发蛋白尿、糖尿甚至肾癌。OTA 急性中毒表现为多个器官出血，在脾、脑、心、肝、肾形成纤维蛋白血栓。

**赭曲霉毒素 A 限量标准是多少？如何检测赭曲霉毒素 A？**

国际食品法典委员会规定：小麦、大麦和黑麦 OTA 的限量为 5 $\mu g/kg$；欧盟委员会规定：未加工谷物 OTA 的限量为 5 $\mu g/kg$，加工过的谷类产品和供人类直接食用的谷物 OTA 的限量为 3 $\mu g/kg$。

我国国家标准 GB 2761—2017《食品安全国家标准　食品中真菌毒素限量》规定的食品中 OTA 的限量指标见表 1-8，检验方法按 GB 5009.96—

2016《食品安全国家标准 食品中赭曲霉毒素 A 的测定》规定的方法测定；GB 13078—2017《饲料卫生标准》规定的饲料原料及饲料产品中 OTA 的限量及试验方法见表 1-9。

表 1-8 食品中赭曲霉毒素 A 的限量指标

μg/kg

| 食品类别（名称） | 限量 |
|---|---|
| 谷物及其制品[a] | |
| 谷物 | 5.0 |
| 谷物碾磨加工品 | 5.0 |
| 豆类及其制品 | |
| 豆类 | 5.0 |
| 酒类 | |
| 葡萄酒 | 2.0 |
| 坚果及籽类 | |
| 烘焙咖啡豆 | 5.0 |
| 饮料类 | |
| 研磨咖啡（烘焙咖啡） | 5.0 |
| 速溶咖啡 | 10.0 |

[a] 稻谷以糙米计。

表 1-9　饲料原料及饲料产品中赭曲霉毒素 A

的限量及试验方法　　　μg/kg

| 项目 | 产品名称 | 限量 | 试验方法 |
| --- | --- | --- | --- |
| 饲料原料 | 玉米及其加工产品 | ≤100 | GB/T 30957—2014 |
| 饲料产品 | 配合饲料 | ≤100 | GB/T30957—2014 |

# 六、T-2 毒素

## T-2 毒素的来源是什么?

T-2 毒素是由多种镰刀菌产生的单端孢霉烯族化合物(TS)之一,1968 年由 Bamburg 首次从三线镰刀菌(*F. Tricinctum*)的代谢产物中分离出来,已经发现产生 T-2 毒素的镰刀菌有三线镰刀菌、砖红镰刀菌(*F. Lateritium*)、拟枝孢镰刀菌(*F. Sporotrichioides*)、黄色镰刀菌(*F. culmorum*)、梨孢镰刀菌(*F. Poae*)和禾谷镰刀菌(*F. graminearum*)等。

## T-2 毒素的结构及理化性质有哪些?

T-2 毒素具有四环倍半萜烯结构,纯品为白色针状结晶,相对分子质量为 466.22,化学名为 4β,15-二乙酰氧基-3α-羟基-8α-(3-甲基丁酰氧)-12,13-环氧单端孢霉-9-烯。环氧环、C9 和 C10 间双键、羟基、乙酰氧基为其毒性基团,其化学结构式如图 1-6 所示,难溶于水,易溶于有机溶剂,性质稳定,具有很强的耐热性和耐紫外线性,因此在食品生产和饲料加工过程中很难被破坏(黄凯等,2014)。

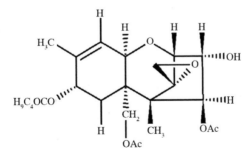

图 1-6　T-2 毒素的化学结构式

## T-2 毒素主要污染哪些农产品?

T-2 毒素主要污染小麦、玉米、大麦、燕麦及其制品。

## T-2 毒素毒性有多大?

T-2 毒素是 A 类单端孢霉烯族毒素中毒性最强的一种真菌毒素,早在 1974 年联合国粮食及农业组织(FAO)和世界卫生组织(WHO)在日内瓦召开的会议上,就把 T-2 毒素列为最危险的天然污染源之一。T-2 毒素主要危害动物的造血组织和免疫器官,具有消化系统和肝脏毒性、神经系统和皮肤毒性、基因毒性、免疫毒性以及细胞毒性等,国际癌症研究机构将其列为 3 类致癌物。

## T-2 毒素限量标准是多少? 如何检测 T-2 毒素?

目前,国际上制定 T-2 毒素限量标准的国家和组织不多,我国国家标准 GB 13078—2017《饲料卫生标准》规定的饲料原料及饲料产品中 T-2 毒素的限量及试验方法见表 1-10。

表 1-10　饲料原料及饲料产品中 T-2 毒素的

限量及试验方法　　　　mg/kg

| 项目 | 产品名称 | 限量 | 试验方法 |
|---|---|---|---|
| T-2 毒素 | 植物性饲料原料 | ≤0.5 | NY/T 2071 |
|  | 猪、禽配合饲料 | ≤0.5 |  |

# 七、展青霉素

### 展青霉素的来源是什么?

展青霉素(patulin,PAT)又称棒曲霉素,是一种对人和动物健康有害的次级代谢产物,能产生展青霉素的真菌有扩展青霉、展青霉、棒形青霉、土壤青霉、新西兰青霉、石状青霉、粒状青霉、梅林青霉、圆弧青霉、产黄青霉、娄地青霉、棒曲霉、巨大曲霉、土曲霉和雪白丝衣霉等(Cole,1981)。

### 展青霉素的结构及理化性质有哪些?

PAT 的化学结构式见图 1-7,分子式为

$C_7H_6O_4$，相对分子质量为 154，化学名称为 4-羟基-4-氢-呋喃(3,2-碳)骈吡喃-2(6-氢)酮。PAT 易溶于水、氯仿、丙酮、乙醇及乙酸乙酯，微溶于乙醚和苯，不溶于石油醚。其晶体呈无色棱形，熔点为110.5～112℃，在氯仿、苯、二氯甲烷等溶剂中能长时间稳定，在水中和甲醇中逐渐分解，且在碱性溶液中不稳定，易被破坏，而在酸性溶液中稳定性增加，溶液蒸干后形成薄膜则不稳定（Drusch et al.，2007）。

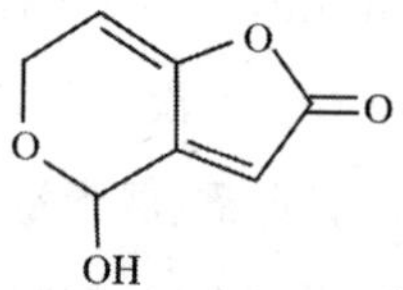

图 1-7　PAT 的化学结构式

## 展青霉素主要污染哪些农产品？

PAT 在腐烂的杏、李、桃、梨、香蕉、菠萝、青梅、蜜瓜、番茄、樱桃、葡萄、柿子、苹果等水果及其制品以及谷物、糕点、豆科植物、火腿和干香肠等食品中均有发现。但它对水果及其制品的污染较为严重，其中苹果及其制品最为严重。

**展青霉素毒性有多大？**

PAT 具有急性毒性、亚急性毒性、生殖毒性、免疫毒性等多种危害，同时也是一种神经毒素（Escoula et al. , 1988；Selmanoglu et al. , 2006），被国际癌症研究机构列为 3 类可疑致癌物质。

**展青霉素限量标准是多少？ 如何检测展青霉素？**

国际食品法典委员会规定：苹果汁中展青霉素的限量为 50 μg/kg；欧盟委员会规定：果汁及用于复原果汁和水果饮料的浓缩果汁、酒精饮料，苹果酒和其他来自苹果或含有苹果汁的发酵饮料展青霉素的限量为 50 μg/kg，固体苹果制品，包括苹果蜜饯、直接食用的苹果酱展青霉素的限量为 25 μg/kg。

我国国家标准 GB 2761—2017《食品安全国家标准 食品中真菌毒素限量》规定的食品中展青霉

素的限量指标见表 1-11，检验方法按 GB 5009.
185—2016《食品安全国家标准 食品中展青霉素的
测定》规定的方法测定。

表 1-11　食品中展青霉素的限量指标

μg/kg

| 食品类别（名称）[a] | 限量 |
| --- | --- |
| 水果及其制品 | |
| 　水果制品（果丹皮除外） | 50 |
| 饮料类 | |
| 　果蔬汁类及其饮料 | 50 |
| 酒类 | 50 |

[a] 仅限于以苹果、山楂为原料制成的产品。

# 第二章　真菌毒素主要产生菌

**真菌毒素的产生菌及产毒种类都有哪些？**

真菌毒素产生菌主要包括镰刀菌属、曲霉属、青霉属真菌。其他的产毒种类包括链格孢属、葡萄穗霉属、稀梗孢属和麦角菌。镰刀菌真菌毒素包括烟曲霉素、串珠镰刀菌素、单端孢霉烯族毒素（包括 T-2 毒素、脱氧雪腐镰刀菌烯醇和玉米赤霉烯酮）；曲霉真菌毒素包括黄曲霉毒素、曲霉酸、曲酸、赭曲霉毒素、棒曲霉素、青霉酸、小梗囊胞菌素和杂色曲霉素；青霉真菌毒素包括黄绿霉毒素、灰黄霉素、樱红色素、藤黄醌茜素、赭曲霉毒素 A、棒曲霉素、青霉酸和皮落青霉毒素。

## 一、镰刀菌属

### 什么是镰刀菌属真菌？

镰刀菌属真菌均属半知菌亚门真菌,常见产毒霉菌有禾谷镰刀菌(*F. graminearum*)、串珠镰刀菌(*F. moniliforme*)、三线镰刀菌(*F. tricinctum*)、雪腐镰刀菌(*F. nivale*)等。多种镰刀菌属真菌(赤霉病菌)都可引起小麦赤霉病,优势种为禾谷镰刀菌。镰刀菌菌丝及孢子形态见图 2-1。

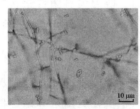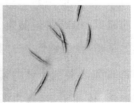

10 μm

图 2-1　镰刀菌菌丝及孢子形态

### 镰刀菌属真菌的主要危害是什么？

赤霉病菌的生长发育需要高温、高湿的条件,菌

丝体发育适宜温度为 22～28℃,最适宜相对湿度为
80%～100%。小麦各生育阶段都可被赤霉病菌感
染,引起苗腐、秆腐和穗腐等症状(图 2-2),其中以穗
腐发生最为普遍,危害最重。致病菌侵入麦粒,会消
耗蛋白质和碳水化合物,进而破坏整个麦粒,发病后
麦穗籽粒变白色至粉红色,皱缩,粒重大大降低,严
重时甚至颗粒无收(陆维忠等,2001),因而赤霉病会
降低小麦籽粒的品质和作物的产量,进而造成严重
的经济损失,一般赤霉病大流行时产量损失达
20%～40%,中度流行时产量损失为 5%～15%。

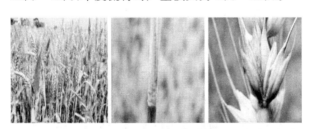

**图 2-2　小麦赤霉病田间发病症状(左)、小麦
赤霉病秆部症状(中)和小麦赤霉病
病粒症状(右)**　　(李海军等,2008)

## 镰刀菌属真菌对小麦的侵染特点是什么？

　　小麦扬花期是最易感染赤霉病的时期，直至小麦灌浆期时病原菌对小麦的侵染力才开始下降。小麦开花期，由于麦穗从叶鞘中抽出，开始与外界接触，因此易于接种镰刀菌（Prom et al.，1999），若有毒素产生就会直接存留在小麦籽粒中，在小麦抽穗期至成熟期之间的任何阶段，赤霉病的感染程度和产生的毒素浓度都有可能增加，如果此阶段遇到温暖、阴雨连绵的气候，小麦染病和毒素污染会加重。一般情况下，在一个地方一旦有赤霉病发生，则往后的几年里都会持续发生。温度和湿度对病菌侵染和病害发展至关重要（Champeil et al.，2004）。气候条件影响小麦赤霉病的发生一般分为3个阶段：第一阶段是在小麦抽穗前，气候条件主要影响赤霉病菌子囊及子囊孢子的形成和积累；第二阶段是在抽穗至开花期，气候条件尤其是温湿度直接关联着子囊孢子的扩散和侵染；第三阶段是在开花之后，气候条件影响到病害的发展程度。其中第二阶段的环境气候条件对病害流行具有决定性的作用。

## (一)禾谷镰刀菌

### 禾谷镰刀菌的分类地位如何?

禾谷镰刀菌(*Fusarium graminearum*),又称禾谷镰孢菌,属于半知菌亚门真菌,有性态是玉蜀黍赤霉菌,属子囊菌亚门,子囊壳散生或聚集寄主组织表面,对寄主造成危害。

### 禾谷镰刀菌能产生什么毒素?

禾谷镰刀菌能产生脱氧雪腐镰刀菌烯醇(Deoxynivalenol,DON)、玉米赤霉烯酮(ZEN)和 T-2 毒素(T-2 toxin)等。

### 禾谷镰刀菌主要污染的农作物有哪些?

禾谷镰刀菌能污染小麦、大麦、水稻、燕麦等禾谷类作物的穗、茎、茎基部和根部等部位,引起穗腐、茎腐、茎基腐和根腐病等病害。

## 禾谷镰刀菌形态特征是什么？

禾谷镰刀菌有分生孢子(无性孢子)和子囊孢子(有性孢子)2种孢子。大型分生孢子呈镰刀形，有隔膜2～7个，多数为3～5个，顶端钝圆或略微收缩，基部有明显的足细胞，单个分生孢子无色，聚集在一起呈粉红色黏稠状，小型分生孢子极少或没有。子囊壳散生病部表面，卵形至圆锥状，紫黑色或深蓝色，大小为（100～250）$\mu m$×（150～300）$\mu m$。子囊孢子由子囊释放，子囊无色，呈棍棒状，大小为（8～15）$\mu m$×（35～84）$\mu m$，内含8个子囊孢子。子囊孢子无色呈纺锤形，两端钝圆，大小为（3～6）$\mu m$×（16～33）$\mu m$，多为3个隔膜。

## 禾谷镰刀菌的生长及产毒条件是什么？

禾谷镰刀菌生命力强，腐生性强，既可以在活的寄主上生活，也能在死亡植株上寄生。在一定条件下产生孢子，在空气中传播，污染寄主植物组织。禾谷镰刀菌菌丝最适生长温度是25℃，湿度越大，菌丝生长越快，黑暗条件有利于菌丝的生长，最适

pH 为 6,最佳碳源是葡萄糖、蔗糖,最佳氮源是尿素、硝酸钠,最佳产毒培养基为 Richard 培养基,最佳产毒温度为 25℃,最佳产毒培养时间为 15 天。禾谷镰刀菌在 PDA 培养基上的形态及大分生孢子图片见图 2-3。

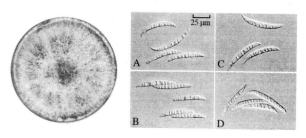

**图 2-3　禾谷镰刀菌在 PDA 培养基上的形态(左)**
**及大分生孢子图片(右)** (Leslie J F and Summerell B A)

## (二)串珠镰刀菌

### 串珠镰刀菌的分类地位如何?

串珠镰刀菌属于半知菌亚门、丝孢纲、瘤座孢目、瘤座孢科、镰刀菌属。

## 串珠镰刀菌能产生什么毒素？

　　伏马菌素是由串珠镰刀菌产生的最重要的毒素，伏马菌素破坏神经鞘脂质代谢，引起马脑白质软化症，猪的肺水肿综合征，大鼠肝、肾毒性以及小鼠神经变性等。串珠镰刀菌还能产生镰刀菌酸、各种衍生物以及镰刀菌素等，镰刀菌素与伏马菌素同时存在时具有协同作用，其毒性往往比单一毒素作用引起的毒性强。

## 串珠镰刀菌主要污染的农作物有哪些？

　　串珠镰刀菌广泛分布于自然界中，主要引起麦穗、谷粒及玉米等霉变，并能在燕麦、大豆、高粱、大麦、小米、小麦及土壤中生长，产生的串珠镰刀菌素主要污染玉米等粮食作物。串珠镰刀菌是侵害玉米及玉米制品等谷物食品和饲料的优势真菌。

## 串珠镰刀菌形态特征是什么？

　　串珠镰刀菌生长初期为薄膜状，无色，而且延展迅速，随着时间的延长，底部呈现典型的深紫色，偶尔呈现苍白、淡紫、葡萄酒色以及奶油色。气生菌丝通常致密、纤细,丛卷毛状至毛毡状,白葡萄酒色至毛毡色。由于小型分生孢子的形成,经常呈粉状外观。小型分生孢子单出、侧生。在适宜的条件下,小型分生孢子呈链状排列。在许多菌株中,很少形成大型分生孢子。大型分生孢子为不对称的拟纺锤形,纤细,薄壁,具有伸长的常常是尖而弯曲的顶细胞和具有小柄的基部细胞,3～7个分隔。菌丝与分生孢子不产生厚垣孢子。串珠镰刀菌在 PDA 培养基上的形态和 CLA 培养基孢子图片见图 2-4。

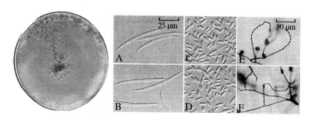

**图 2-4　串珠镰刀菌在 PDA 培养基上的形态(上)和 CLA 培养基孢子图片(下)**(Leslie J F and Summerell B A)

A、B. 大分生孢子　C、D. 小分生孢子

E、F. 分生孢子梗上的小分生孢子

**串珠镰刀菌的生长及产毒条件是什么？**

　　镰刀菌能在 1～39℃ 的温度范围内生长，最适温度为 25～30℃，最适产毒温度通常为 8～12℃。串珠镰刀菌的最佳产毒条件为"马铃薯＋葡萄糖"培养液、pH 9、12 小时光暗交替、25℃、培养 10 天。

## （三）三线镰刀菌

**三线镰刀菌能产生什么毒素？**

　　三线镰刀菌主要寄生于玉米和小麦的种子上，可产生 T-2 毒素、丁烯酸内酯、二乙酸蔗草镰刀菌烯醇（Diacetoxyscirpenol，DAS）和玉米赤霉烯酮。

**三线镰刀菌形态特征是什么？**

　　三线镰刀菌在 CLA 培养基上大型分生孢子比较常见，大型分生孢子 3～5 个分隔，明显的弯月形，相对细长，带有逐渐变尖的顶端细胞和明显的足形基底细胞，3 个分隔，大小为（26～38）$\mu$m×（3～4.7）$\mu$m，5 个分隔，大小为（34～53）$\mu$m×

（3～4.8）μm。小型分生孢子以卵形、窄瓜子形、梨形居多，球形较少；瓶状小梗船形至筒形居多，桶形较少；可以形成厚垣孢子但不丰富，呈球形，壁光滑，间生、单生或成串。三线镰刀菌在 PDA 培养基上生长迅速，形成丰富密集的菌丝体，最初是白色的，随着时间的延长，成为粉红色、红色或紫色，在琼脂中形成红色色素。三线镰刀菌在 PDA 培养基上的形态及 CLA 培养基孢子形态见图 2-5。

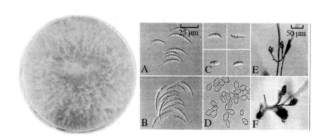

**图 2-5 三线镰刀菌在 PDA 培养基上的形态（左）及**

**CLA 培养基孢子形态**（Leslie J F and Summerell B A）

A、B. 大分生孢子 C. 椭圆形小分生孢子

D. 芜菁状小分生孢子 E、F. 分生孢子梗上的小分生孢子

# 二、曲霉属

## 什么是曲霉属真菌？

曲霉属（*Aspergillus*）真菌分类上属于半知菌亚门、丝孢纲、丝孢目、丛梗孢科的一属。主要特征为它的无性繁殖体由菌丝体上某部分细胞分化扩大为足细胞，向上长出分生孢子梗，梗的顶端膨大为顶囊，在顶囊上生出一层或两层小梗，从每个小梗的顶端生出一串分生孢子，组成一个头状体的结构，称为分生孢子头。一个带柄的分生孢子头就是曲霉菌无性繁殖体的基本特征和主要方式。有性繁殖只是在部分类群中出现，形成颜色鲜艳的子囊壳或称被子器，内生多数子囊，子囊内形成子囊孢子。有些曲霉能产生菌核（GB/T 26628.1—2011）。曲霉属真菌在自然界分布极广，是引起多种物质霉腐的主要微生物之一（如面包腐败、煤炭分解及皮革变质等），其中黄曲霉产生的黄曲霉毒素具有很强的毒性。

## （一）黄曲霉

### 黄曲霉的分类地位如何？

黄曲霉菌属于真菌门、半知菌亚门、丛梗孢科、曲霉属。

### 黄曲霉能产生什么毒素？

黄曲霉主要产生黄曲霉毒素 $B_1$、黄曲霉毒素 $B_2$、黄曲霉毒素 $G_1$、黄曲霉毒素 $G_2$。在天然污染的食品中以黄曲霉毒素 $B_1$ 最为多见，其毒性和致癌性也最强。

### 黄曲霉主要污染的农产品有哪些？

几乎所有谷物、饲草和各种食品（包括畜产品）都可作为黄曲霉的生长基质，花生、玉米、大米和小麦是黄曲霉较好的生长基质，其中花生及玉米最易受到黄曲霉的侵染。温度30℃、相对湿度80％、谷物水分在14％以上（花生的水分含量在9％以上）最适合黄曲霉繁殖和生长。在24～34℃时黄曲霉菌产毒量最高。

## 黄曲霉的形态特征是什么？

黄曲霉菌菌落生长较快,10～14天直径可达3～4 cm或6～7 cm。菌落正面色泽也随其生长由白色变为黄色及黄绿色,呈半绒毛状。孢子成熟后颜色变为褐色。表面平坦或有放射状沟纹,反面无色或带褐色。在低倍显微镜下观察可见分生孢子头呈疏松放射状,继而为疏松柱状。制片镜检观察,可见分生孢子梗很粗糙,顶囊呈烧瓶形或近球形。分生孢子在小梗上呈链状着生,分生孢子的周围有小突起,球形,粗糙。黄曲霉在PDA培养基上的形态及显微图片见图2-6。

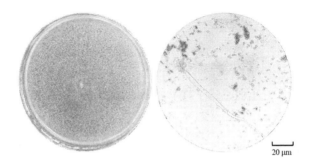

20 μm

**图 2-6 黄曲霉在 PDA 培养基上的形态及显微图片**

## 黄曲霉的生长及产毒条件是什么？

黄曲霉为需氧菌,最适温度 30～33℃,最佳相对湿度 80％～90％。曲霉比其他霉菌更耐旱,而且环境的酸碱性对其影响不大,在 pH 2.5～6.0 之间的酸性条件下,毒素的生成量最大。黄曲霉能在含氧量极低的环境中生长,在缺氧环境中发酵。

## (二)寄生曲霉

### 寄生曲霉的分类地位如何?

寄生曲霉属于真子囊菌亚纲、曲霉目、曲霉科、曲霉属。

### 寄生曲霉能产生什么毒素?

寄生曲霉的菌株都能产生黄曲霉毒素,寄生曲霉的毒性菌丝产生黄曲霉毒素 $B_1$、黄曲霉毒素 $B_2$、黄曲霉毒素 $G_1$、黄曲霉毒素 $G_2$ 和黄曲霉毒素 $M_1$。

### 寄生曲霉主要污染的农产品有哪些?

寄生曲霉广泛存在于土壤、灰尘、植物及其果实上,主要污染热带和亚热带的核果类和谷类。

### 寄生曲霉的形态特征是什么?

寄生曲霉菌落在查氏琼脂上,25℃条件下生长迅速,7 天直径可达 35 mm,12～14 天直径可达 50～60 mm。质地为丝绒状,偶有絮状菌丝,边缘为白色。分生孢子结构多,颜色为深绿色近于雪松绿,老后变暗近于常春藤绿;表面有辐射状沟纹,无渗出液,菌落反面呈淡褐色,近于浅灰褐色。分生孢子头初为球形,后呈辐射形,直径 84～210 μm。分生孢子梗生长来自基质,大部分很粗糙,也有部分近于光滑。顶囊为杆形或烧瓶形,大部分表面可育。分生孢子呈球形或近球形,孢子壁略微粗糙,有小突起,未见菌核(GB 4789.16—2016)。

## (三)赭曲霉

### 赭曲霉的分类地位如何?

赭曲霉属于曲霉亚属(*Aspergillus section Circumdati*),又称赭曲霉群(*A. ochraceus* group),由于其成员可以产生多种真菌毒素而显得非常重要,如赭曲霉毒素 A(ochratoxin A),青霉酸(penicillic acid),黄麦格毒素(xanthomegnin)及紫黄素(viomellein)等。

### 赭曲霉能产生什么毒素？

赭曲霉的某些菌株可产生赭曲霉毒素,赭曲霉毒素是 L-β-苯基丙氨酸与异香豆素的联合,有 A、B、C、D 4 种化合物,此外还有赭曲霉毒素 A 的一些代谢产物,如 4-R-羟化赭曲霉毒素、4-S-羟化赭曲霉毒素、10-羟化赭曲霉毒素以及赭曲霉毒素 B 的代谢产物赭曲霉毒素 β 等,都是结构类似的化合物。这些物质在化学结构上只有细微差异,但在毒理学方面却差别很大。其中赭曲霉毒素 A 分布最普遍,毒性最强,并且最容易检出。

### 赭曲霉的主要污染的农产品有哪些？

赭曲霉主要污染玉米、大麦、小麦,大米、荞麦、大豆、花生、棉籽等各种原料及其制品,火腿、鱼制品等也有一定程度的污染。

### 赭曲霉的形态特征是什么？

赭曲霉菌落在查氏琼脂上 25℃,7 天直径可达 25～35 mm,10～12 天直径可达 35～55 mm;质地丝绒状或稍现絮状,平坦或具不明显的辐射状沟纹;分生孢子结构稠密或较稀疏,淡黄褐色,近于鹿皮色至肉桂色或黄赭色,也有近于古铜色,菌丝体白色;有时形成无色至褐色的渗出液;稍具霉味;有的菌株能形成菌核,单独或成群;菌落反面无色或呈不同程度的绿褐色至紫褐色。分生孢子头初为球形 75～200 $\mu m$,老后可达 500 $\mu m$,常裂开呈几个分叉的致密柱状体;分生孢梗大多生自基质,孢梗茎一般(500～1 500) $\mu m$×(6～)10～15 $\mu m$,少数长者可达 200 $\mu m$ 以上,多呈褐色,壁厚 0.7～1.5 $\mu m$,粗糙;顶囊球形或近球形,(20～)30～45(～55) $\mu m$,全部表面可育,偶有小顶囊存在,仅顶部可育;产孢结构双层:梗基(7～)10～25 $\mu m$×(2.5～)3～6 $\mu m$,瓶梗(7～13) $\mu m$×(1.5～3) $\mu m$;分生孢子多为球形或近球形,直径(2～)2.5～3.5(～4) $\mu m$,少数宽椭圆形,(3～3.5) $\mu m$×(2.5～3) $\mu m$,壁近于光滑或细密粗糙。若有菌核则为球形,卵形或稍长,500～1 000 $\mu m$,初为白色,后呈紫褐色(GB 4789.16—2016)。赭曲霉在培养基上的形态及显微图片见图 2-7。

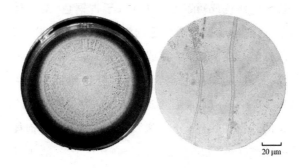

20 μm

**图 2-7　赭曲霉在培养基上的形态及显微图片**

## 赭曲霉的适宜生长及产毒条件是什么？

赭曲霉在 8～37℃的温度范围内均能生长,最佳生长温度范围为 24～31℃,生长繁殖所需的最适水分活度为 0.95～0.99,在含糖、含盐培养基上生长所需的最小水分活度为 0.79～0.81,在 pH 3～10 范围内生长良好,pH 低于 2 时生长缓慢(Jornet D et al.,2000)。赭曲霉是最早发现能产生赭曲霉毒素 A 的真菌,一般产毒霉菌在 25～28℃、高湿度、阴暗静置条件下培养 1～2 周产毒效果较好。谷物培养基中,以碎小麦为基质的产毒效果最好。

## (四)黑曲霉

### 黑曲霉的分类地位如何?

黑曲霉属于半知菌亚门、丝孢纲、丝孢目、丛梗孢科、曲霉属真菌中的一个常见种。广泛分布于世界各地的粮食、植物性产品和土壤中。

### 黑曲霉能产生什么毒素?

黑曲霉的某些菌株可产生伏马菌素 $B_2$ 和赭曲霉毒素 A。

### 黑曲霉主要污染哪些农产品?

黑曲霉广泛污染玉米、花生、棉籽、大米、坚果、水果等,引起农产品霉变。

## 黑曲霉的形态特征是什么?

黑曲霉菌落在查氏琼脂上生长迅速,25℃时 7 天直径一般可达 50～70 mm,少数菌株较局限;平坦或中心稍凸起,有规则或不规则的辐射状沟纹;质地丝绒状或稍呈絮状,有的菌株偶有不育性过度生长;分生孢子结构大量,表面呈暗褐黑色至炭黑色;渗出液有或无,无色;具或不具霉味;有的菌株产生菌核,在斜面培养时多生于基部;菌落反面无色或呈不同程度的黄色、黄褐色或带微黄绿色。分生孢子头初为球形至辐射形,直径 150～500 $\mu m$,老后分裂成几个圆柱状结构,直径可达 800 $\mu m$;分生孢子梗发生于基质,孢梗茎(800)1 500～3 500 (～4 000) $\mu m$×(9～20) $\mu m$,壁光滑,老时带黄色或黄褐色;顶囊球形或近球形,直径(30～)40～70 (～80) $\mu m$,老时褐色,全部表面可育;产孢结构双层:梗基在一定时间范围内随菌龄的增大而增大,(10～)15～35(～70) $\mu m$×(3～)5～8(～14) $\mu m$,老

时暗褐色;瓶梗(7～)8～10(～12)μm×(2～)2.5～
3μm,分生孢子球形,近球形或老后横向变扁,直径
3～4.8(～5.4)μm,壁明显粗糙或具尖疣、不规则的
脊状突起或纵向条纹,偶有稍显粗糙或近于平滑者;
如有菌核则为球形或近球形,直径700～1 000μm,
或更大,奶油色至淡黄色(GB 4789.16—2016)。黑
曲霉在培养基上的形态及显微图片见图2-8。

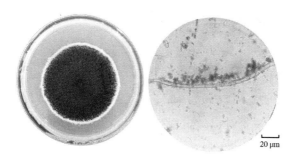

20 μm

**图 2-8　黑曲霉在培养基上的形态及显微图片**

## 黑曲霉的生长及产毒条件是什么？

黑曲霉生长适宜温度为 28℃ 左右，最低相对湿度为 88%。研究发现，某些黑曲霉可产生 $FB_2$ 和 OTA，黑曲霉是否产毒与环境条件关系很大，黑曲霉菌株在 25℃ 时，OTA 产生比较多，14 天产毒量较高（Cabañes F L et al.，2002）。

# 三、青霉属

## 青霉属真菌包括哪些？能产生什么毒素？

青霉属（*Penicillium*）产毒真菌主要包括橘青霉、橘灰青霉（异名：圆弧青霉，*P. cyclopium*）、灰黄青霉（异名：展青霉，*P. patulum*，荨麻青霉，*P. urticae*）、鲜绿青霉等（原名：纯绿青霉，*P. viridicatum*）。这些真菌可能产生橘青霉素、圆弧偶氮酸、展青霉素、指状青霉、产黄青霉等次生代谢产物。

## 青霉属真菌主要污染哪些农产品？

青霉属真菌通常在柑橘及其他水果上，以及冷藏的干酪及被它们的孢子污染的其他食物上均可找到，其分生孢子在土壤内，空气中及腐烂的物质上到处存在。青霉属真菌营腐生生活，其营养来源极为广泛，是一类杂食性真菌，可生长在任何含有机物的基质上。

## 青霉属真菌的形态特征是什么？

青霉属真菌一般菌丝细，具横隔，无色透明或色淡，有颜色者较少，更不会有暗色，展开并产生大量的不规则分枝，形成不同致密程度的菌丝体；由菌丝体组成的菌落边缘通常明显、整齐，很少有不规则者；分生孢子梗发生于埋伏型菌丝、基质表面菌丝或气生菌丝；孢梗茎较细，常具横隔，某些种在其顶端，呈现不同程度的膨大，在顶部或顶端产生帚状枝，壁平滑或呈现不同程度的粗糙；其中帚状枝的形状和复杂程度是鉴别分类的首要标准，帚状枝有单轮生、双轮生、三轮生、四轮生和不规则者；

产细胞瓶梗相继产生,彼此紧密、不紧密或近于平行,瓶状、披针形、圆柱状和近圆柱状者少,通常直而不弯,其顶端的梗颈明显或不明显;分生孢子是向基的瓶梗孢子,单胞,小,球形、近球形、椭圆形、近椭圆形、卵形或有尖端、圆柱状和近圆柱状者少,壁平滑、近于平滑、不同程度的粗糙,形成干链,使菌落表面形成不同程度颜色,如绿色、蓝色、灰色、橄榄色,褐色者少,颜色往往随着菌龄的增加而变得较深或较暗(GB 4789.16—2016)。青霉在 PDA 培养基上的形态及显微照片见图 2-9。

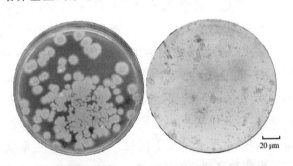

20 μm

**图 2-9　青霉在 PDA 培养基上的形态及显微照片**

**青霉属真菌的生长条件是什么?**

青霉属真菌生长温区为 3～32℃,生长适宜温度是 20～25℃,相对湿度达 95％以上生长迅速。

## 四、链格孢霉属

**链格孢霉的分类地位如何?**

链格孢霉又名交链孢霉,由于在基物上生长时,菌落呈黑色或黑绿色的绒毛状,俗称黑霉菌,属半知菌纲、链孢霉目、黑霉科。

**链格孢霉能产生什么毒素?**

链格孢霉能产生多种代谢物,其中至少有 10种代谢物对动物和植物具有毒性。目前,从食物中检出的有链格孢酚(alternariol-AOH)、链格孢酚甲基乙醚(alternariolmethyl ether,AME)、细交链孢菌酮酸(tenuzonic acid,TeA)、交链孢烯(altenuene,ALT)、交链孢毒素Ⅰ、Ⅱ、Ⅲ(altertoxinⅠ、Ⅱ、Ⅲ,ATX-Ⅰ、ATX-Ⅱ、ATX-Ⅲ)和丙三羧酸酯类化合物(tricarballylicesters,AAL)。

**链格孢霉主要污染哪些农产品？**

链格孢霉主要污染玉米、花生、棉籽、大米、坚果、水果等农产品。

**链格孢霉的形态特征是什么？**

链格孢霉的不育菌丝匍匐，分隔，分生孢子梗单生或成簇。大多数不分枝，较短，与营养菌丝几乎无区别。分生孢子倒棒状，顶端延长成喙状，淡褐色，有壁砖状分隔，暗褐色，常数个成链，有人称这种分生孢子为同节孢子。链格孢霉在 PDA 培养基上的形态及显微照片见图 2-10。

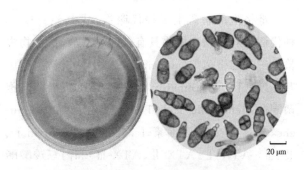

图 2-10　链格孢霉在 PDA 培养基上的形态及显微照片

## 链格孢霉的生长条件是什么？

链格孢霉生长适宜温度为 20～30℃，最适温度为 28℃，孢子萌发的最适温度为 28℃，适宜生长相对湿度为 50%～100%，最适生长相对湿度为 98%～100%，孢子萌发必须具备相对湿度 98% 以上的高湿条件；菌丝适宜生长的 pH 为 4～12，最适生长 pH 为 7～8，孢子萌发最适 pH 为 7～8，链格孢霉对多种单糖、双糖和多糖等碳源及有机氮、无机氮均可利用，最适碳源为蔗糖，最适氮源为蛋白胨，硫酸胺和氯化胺会抑制病原菌菌丝生长。

# 参 考 文 献

[1] 汪昭贤. 兽医真菌学. 西安：西北农林科技大学出版社，2004.

[2] GB/T 26628.1—2011，粮油检验 储粮真菌标准图谱 第 1 部分：曲霉属.

[3] GB 4789.16—2016，食品安全国家标准 食品微生物学检验 常见产毒霉菌的形态学鉴定.

[4] GB 2761—2017，食品安全国家标准 食品中真菌毒素限量.

[5] GB 13078—2017，饲料卫生标准.

[6] 黄凯，朱祖贤，朱凤华，等. 2014. 饲料中 T-2 毒素的毒性作用研究进展. 中国饲料，(18)：9-10.

[7] 李海军，孙苏阳，王永军，等. 2008. 小麦赤霉病

发生原因与防治措施. 农技服务，25(9)：78,87.

[8] 陆维忠，程顺和，王裕中. 2001. 小麦赤霉病研究. 北京：科学出版社.

[9] 杨建清. 2012. 饲料防霉技术措施及发展趋势. 畜禽业，(11):19-21.

[10] 赵志辉. 2012. 农产品和饲料中常见真菌毒素的种类和危害. 食品科学技术学报，30(4)：8-11.

[11] Cabañes F J，Accensi F，Bragulat M R，et al. What is the source of ochratoxin A in wine?. International Journal of Food Microbiology，2002，79(3):213-215.

[12] Jornet D，Busto O，Guasch J. 2000. Solid-phase extraction applied to the determination of ochratoxin A in wines by reversed-phase high-performance liquid chromatography. Journal of Chromatography，A882(1):29-35.

[13] Abdel-Haq H，Palmery M，Leone M G，et al. 2000. Relaxant effects of aflatoxins on isolated guinea pig trachea. Toxicological Sciences，55

(1): 162-170.

[14] Bamburg J R, Riggs N V, Strong F M. 1968. The structures of toxins from two strains of Fusarium tricinctum. Tetrahedron, 24(8): 3329-3336.

[15] Bhatnagar D, Ehrlich K C, Cleveland T E. 1992. Oxidation-reduction reactions in biosynthesis of secondary metabolites. In: Bhatnagar D, Lillehoj E B, Arrora D K. Handbook of Applied Mycology: Mycotoxins in Ecological Systems. New York: Marcel Dekker: 255-286.

[16] Cawood M E, Gelderblom W C A, Vleggaar R, et al. 1991. Isolation of the fumonisin mycotoxins: a quantitative approach. Journal of Agricultural & Food Chemistry, 39(11): 1958-1962.

[17] Champeil A, Dore T, Fourbet J, 2004. Fusarium head blight: epidemiological origin of the effects of cultural practices on head blight attacks and the

production of mycotoxins by Fusarium in wheat grains. Plant Science, 166(6): 1389-1415.

[18] Cole R L. 1981. Handbook of toxic fungal metabolites. New York: Academic Press: 511.

[19] Drusch S, Kopka S, Kaeding J. 2007. Stability of patulin in a juice-like aqueous model system in the presence of ascorbic acid. Food Chemistry, 100 (1): 192-197.

[20] Ellis W O, Smith J P, Simpson B K, et al. 1991. Aflatoxins in food: occurrence, biosynthesis, effects on organisms, detection, and methods of control. Critical Reviews in Food Science & Nutrition, 30(4): 403-439.

[21] Escoula L, Thomsen M, Bourdiol D, et al. 1988. Patulin immunotoxicology: effect on phagocyte activation and the cellular and humoral immune system of mice and rabbits. International Journal of Immunopharmacology, 10(8): 983-989.

[22] Gelderblom W C, Jaskiewicz K, Marasas W F, et

al. 1988. Fumonisins — novel mycotoxins with cancer-promoting activity produced by Fusarium moniliforme. Appl Environ Microbiol, 54 (7): 1806-1811.

[23] Leslie J F, Summerell B A. The Fusarium Laboratory Manual. Blackwell Publishing, 2006.

[24] Marquardt R R, Frohlich A A. 1992. A review of recent advances in understanding ochratoxicosis. Journal of Animal Science, 70(12): 3968-3988.

[25] Prom L K, Horsley R D, Steffenson B J, et al. 1999. Development of Fusarium head blight and accumulation of deoxynivalenol in barley sampled at different growth stages. Journal of the American Society of Brewing Chemists, 57 (2): 60-63.

[26] Selmanoğlu G. 2006. Evaluation of the reproductive toxicity of patulin in growing male rats. Food & Chemical Toxicology, 44 (12): 2019-2024.

[27] Sobrova P，Adam V，Vasatkova A，et al. 2010. Deoxynivalenol and its toxicity. Interdisciplinary Toxicology，3(3)：94-99.

[28] Van der Merwe K J，Steyn P S，Fourie L. 1965. Mycotoxins. Ⅱ. The constitution of ochratoxins A，B，and C，metabolites of Aspergillus ochraceus Wilh. J Chem Soc Perkin，1(DEC)：7083-7088.

[29] Wogan G N. 2000. Impacts of chemicals on liver cancer risk. Seminars in Cancer Biology，10(3)：201-210.